DU ROLE

DES

ANOMALIES CONGÉNIALES

DES ORGANES GÉNITAUX

DANS LE DÉVELOPPEMENT

DE LA FOLIE CHEZ L'HOMME

PAR

Donatien RAFFEGEAU
Docteur en médecine de la Faculté de Paris,
Interne à la Maison nationale de Charenton.

PARIS
A. PARENT, IMPRIMEUR DE LA FACULTÉ DE MÉDECINE
A. DAVY, successeur
52, RUE MADAME ET RUE MONSIEUR-LE-PRINCE, 14

1884

DU ROLE

DES

ANOMALIES CONGÉNIALES

DES ORGANES GÉNITAUX

DANS LE DÉVELOPPEMENT

DE LA FOLIE CHEZ L'HOMME

PAR

Donatien RAFFEGEAU
Docteur en médecine de la Faculté de Paris.
Interne à la Maison nationale de Charenton.

PARIS
A. PARENT, IMPRIMEUR DE LA FACULTÉ DE MÉDECINE
A. DAVY, successeur
52, RUE MADAME ET RUE MONSIEUR-LE-PRINCE, 14

1884

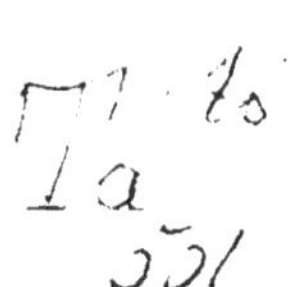

DU ROLE

DES

ANOMALIES CONGÉNIALES DES ORGANES GÉNITAUX

DANS LE

DÉVELOPPEMENT DE LA FOLIE CHEZ L'HOMME

INTRODUCTION.

On s'est beaucoup occupé dans ce siècle, et surtout depuis quarante ans, des anomalies congénitales des organes génitaux de l'homme, et de fort beaux travaux ont été faits sur l'hypospadias, l'anorchidie et la cryptorchidie. Citons entre autres les études si intéressantes de Godard (1), les thèses remarquables d'agrégation de MM. les professeurs Guyon (2) et Le Fort (3) et celle

(1) Godard. Recherches sur les monorchides et les cryptorchides. Paris, 1856, in-8.

(2) Guyon. Des vices de conformation de l'urèthre chez l'homme et des moyens d'y remédier, 1863.

(3) Le Fort (Léon). Des vices de conformation de l'utérus et du vagin, 1863.

plus récente de Le Dentu (1). A l'étranger, nous trouvons Curling (2) en Angleterre et Grüber (3) en Allemagne.

Mais tous ces auteurs, en traitant cette question, se sont placés presque exclusivement sur le terrain anatomique ou physiologique. On s'est peu préoccupé, du moins que nous sachions, de l'influence que pouvaient avoir les vices de conformation indiqués plus haut sur le moral des individus qui les présentent.

Or, n'est-il pas naturel cependant d'admettre qu'un homme privé, d'une façon plus ou moins complète, des organes essentiels à l'importante fonction de la reproduction puisse s'en affecter? et les regrets que fera naître en son esprit l'idée de son infériorité vis-à-vis de ses semblables, et parfois de l'impossibilité où il se trouve d'aspirer aux joies de la famille, ces regrets, disons-nous, ne pourront-ils pas engendrer la mélancolie et lui rendre la vie insupportable?

Plusieurs faits de ce genre sont venus à notre connaissance pendant le cours de nos études. Nous avons trouvé aussi quelques cas analogues, soit dans le *Tribut à la chirurgie*, de Bouisson, soit dans les *Mélanges*, de Godard, soit dans les rapports médico-légaux de Tardieu soit enfin dans les ouvrages de M. Legrand du Saulle, et de notre savant chef de service, M. le Dr Christian.

(1) Le Dentu. Des anomalies du testicule. Thèse de concours d'agrégation. Paris, 1869.

(2) Curling. Traité des maladies du testicule, traduction par Gosselin, Paris 1877.

(3) Gruber. De l'anorchidie congénitale chez l'homme. Medicin Jarbücher, Band XV.

C'est pourquoi nous nous proposons de rapporter ici les différentes observations que nous avons recueillies et de rechercher, en même temps, s'il n'importe pas au médecin aliéniste et même au médecin légiste de procéder avec soin à l'examen des organes génitaux, lorsqu'ils se trouvent en présence de cas obscurs où les troubles psychiques observés ne se prêtent à aucune explication.

Nous serions heureux d'apporter un élément de diagnostic nouveau dans les faits de ce genre qui, ainsi que nous le verrons, sont plus nombreux qu'on ne le croit généralement.

DIVISION DU SUJET.

Les malformations congéniales des organes génitaux de l'homme comprennent deux classes principales.

Dans la première, se rangent toutes les *anomalies des testicules*, qu'il y ait absence réelle des glandes séminales, c'est à-dire *anorchidie*, ou que l'une d'elles ou toutes les deux ensemble aient été simplement arrêtées dans leur migration et ne soient pas descendues dans le scrotum, ce qui constitue la *monocryptorchidie* et la *dicryptorchidie*.

La seconde classe est constituée par les vices de conformation de l'urèthre, variables suivant le siège du méat urinaire qui peut s'ouvrir dans toute la longueur de la verge et même plus bas, dans le cas de division du scrotum, ce qui donne lieu ainsi assez souvent à des erreurs de sexe regrettables.

Après avoir décrit brièvement leur état physique, étudier l'état intellectuel : 1° des individus privés d'un ou des deux testicules ; 2° de ceux dont l'urèthre présente des caractères anormaux, rechercher ensuite la fréquence et l'étiologie de ces malformations, et terminer, si on nous le permet, par quelques conclusions pratiques, tel sera l'objet de ce court travail dont nous faisons un respectueux hommage

A nos anciens chefs de service :

M. le Dr Petrucci, directeur-médecin de l'Asile de Sainte-Gemmes-sur-Loire ;

M. le Dr Mordret, médecin en chef de l'Asile du Mans.

Et à nos maîtres actuels à la Maison nationale de Charenton :

M. le Dr Christian, médecin en chef du quartier des hommes ;

M. le Dr Ritti, médecin en chef du quartier des femmes ;

M. le Dr Decorse, chirurgien.

CHAPITRE PREMIER.

DES ANORCHIDES ET DES CRYPTORCHIDES.

Aucun passage des livres anciens, dit M. Le Dentu (1), ne permet de croire que les anomalies du testicule fussent connues des médecins grecs et latins, et pourtant l'histoire nous transmet un exemple célèbre de monorchidie, celui de Sylla, le Dictateur.

A cette époque toutefois, on attachait une grande importance aux testicules. « Il n'était pas permis (2), dans le barreau de Rome, de porter témoignage, si l'on en était privé, et la loi Cornélia punissait avec rigueur quiconque avait la témérité d'enlever à un homme ses testicules, parce qu'en même temps, on lui ôtait « la force, la santé et tout ce qu'il avait de meilleur. »

Il faut arriver à Nicolas Massa et à A. Paré, pour rencontrer les premiers faits bien observés.

Dans Régnier de Graaf, dans Martin Schurig, on trouve consignés également quelques exemples de cryptorchidie et de monorchidie.

De même, dans Geoffroy Saint-Hilaire, Cloquet, Wrisberg, Simpson, Gobert, etc., pour arriver enfin à Grüber, Godard, et Le Dentu, que nous citions en commençant.

(1) Le Dentu. Thèse d'agrégation, p. 11.

(2) Dictionnaire de médecine et de chirurgie. Art. Testicules.

ÉTAT PHYSIQUE.

Avant de rechercher les troubles intellectuels qui peuvent résulter de l'anorchidie, de la monocryptorchidie et de la dicryptorchidie, disons un mot de l'état physique des individus qui présentent ces anomalies.

Deux choses ici sont à considérer : l'état des parties génitales externes et l'habitus général.

a. *Anorchidie.* — Dans l'anorchidie unilatérale, disent MM. Trélat et Peyrot (1) auxquels nous empruntons cette description, rien à noter, si ce n'est un défaut de symétrie du scrotum, facile à comprendre et comparable à celui que nous décrirons bientôt dans l'ectopie.

Dans l'anorchidie double, les organes génitaux subissent des modifications plus profondes. Les sujets sont des eunuques naturels chez lesquels le pénis est généralement atrophié et dont le scrotum peut manquer complètement, au moins en apparence.

L'influence de l'anorchidie sur le développement de l'individu et sur les fonctions génératrices est insignifiante lorsqu'elle est unilatérale et que la glande du côté opposé est bien développée.

Dans l'anorchidie bilatérale, il en est tout autrement. En fait, tous les individus atteints d'anorchidie double bien constatée, se sont trouvés être des eunuques naturels, présentant tous les attributs du féminisme, non-seulement inféconds, mais véritablement impuissants.

(1) Dictionnaire encyclopédique des sciences médicales. Art. Cryptorchidie.

b. *Monocryptorchidie.* — Ici le scrotum frappe tout d'abord l'attention, dans la plupart des cas. Il n'est plus bilobé : c'est un sac piriforme où se devine la présence d'une seule glande. Du côté vide il existe pourtant, à l'état rudimentaire au moins.

La peau un peu plissée et plantée de quelques poils complète l'enveloppe cutanée plus lisse du testicule unique. Elle se continue, comme à l'ordinaire, avec la peau avoisinante en perdant peu à peu les caractères du tégument scrotal. Un raphé, non plus médian mais fortement déjeté sur le côté, sépare cette zone étroite du reste du scrotum.

c. *Dicryptorchidie.* — Dans l'ectopie double le scrotum n'est pas toujours absent, quoi qu'en ait dit Godard. On relève dans certaines observations qu'il présente un volume moyen ou petit, qu'il est ratatiné, qu'il a le diamètre d'une pièce de cinquante centimes, chez un enfant de 8 ans, qu'il est à peine indiqué, marqué seulement par un peu de laxité, au niveau du bulbe.

La verge a été trouvée petite dans un très grand nombre de cas : elle avait 3 ou 4 centimètres de long, présentait le volume des doigts, etc. Cependant ce n'est pas là une règle absolue, elle est souvent normale.

Quant à l'habitus général, certains monorchides ne présentent rien de particulier, ni dans le système pileux ni dans l'appareil laryngien, mais le plus grand nombre sont moins robustes que les autres hommes ; ils ont la poitrine moins large et les muscles peu développés.

Ces caractères sont surtout accentués chez les dicryptorchides.

Ceux-ci, dit Godard, sont d'ordinaire de taille moyenne ;

ils ont peu d'embonpoint, leur teint est pâle, leurs cheveux sont le plus souvent fins et lisses.

Il ajoute que leur système pileux est peu développé, leur voix grêle, leur intelligence moins ouverte, leur énergie physique et morale plus faible que chez la majorité des hommes.

Tout ce que nous venons de dire touchant l'habitus général se rapporte également aux microrchides, c'est-à-dire aux individus dont les testicules sont bien descendus dans les bourses, mais n'ont pas atteint leur développement régulier. Un de nos pensionnaires à Charenton, F..., âgé de 40 ans environ et dont les testicules atteignent à peine le volume d'une fève, a la voix eunuchoïde et le visage complètement dépourvu de barbe.

En résumé, l'homme se rapproche d'autant plus de la femme dans son extérieur qu'il possède d'une façon moins complète les véritables attributs de la virilité, qui sont les testicules.

ÉTAT INTELLECTUEL.

Maintenant que nous connaissons l'état physique des anorchides et des cryptorchides, il nous reste à étudier l'influence que peuvent avoir sur eux, au point de vue moral et intellectuel, les anomalies qu'ils présentent.

Cette influence ne commence à se manifester, on le comprend aisément, qu'à l'époque de la puberté, c'est-à-dire au moment où les glandes séminales atteignent chez l'homme leur volume définitif. Jusque-là, en effet, le scrotum restant assez petit, l'enfant monorchide, par exemple, aura pu voir nus, soit au bain, soit ailleurs, quelques-uns de ses camarades, sans remarquer une différence sensible entre leurs organes génitaux et les siens; mais parvenu à l'âge de 15 à 16 ans, qu'on l'ait mis au collège ou à l'atelier, les hasards de la conversation ne tardent pas à lui apprendre qu'à l'état normal l'homme possède deux testicules. Son attention une fois éveillée, il est tout oreilles lorsqu'il entend de nouveau parler sur ce sujet. S'il traverse un jardin ou une place publics, il examine les statues. S'il visite un musée il recherche les nudités masculines. On le voit même porter des regards indiscrets sur ceux qu'il rencontre en train d'uriner, et toutes les remarques qu'il fait viennent confirmer l'idée où il est déjà de *n'être pas conformé comme les autres hommes.*

Dès lors, cette découverte hante son esprit, et comme au lieu d'être fort et vigoureux, ainsi que la plupart des jeunes gens de son âge, il reste souvent chétif et souffreteux, il généralise l'idée d'imperfection qui s'attache à ses organes génitaux et se regarde comme un *être inférieur.*

Qu'en résulte-t-il? C'est que la conscience de cette infériorité fait naître en lui des regrets amers qui assombrissent son caractère et le rendent mélancolique. Perdant confiance en lui-même et timide à l'excès, il n'ose prendre aucune initiative et s'en laisse imposer facilement par le premier venu. Il n'en fait pas moins tous ses efforts pour cacher son état, et on l'entendra même se vanter d'excès qu'il ne commet pas et qu'il ne peut commettre; mais si une circonstance quelconque vient à révéler son secret et à lui attirer ainsi les railleries de ceux qui le connaissent, il est assailli d'idées tristes, et les quolibets continuant à l'atteindre, il finit par prendre la société en aversion. Encore un pas, et les choses fâcheuses qui lui arriveront seront à ses yeux la conséquence de son mauvais destin, et à la mélancolie succédera le délire des persécutions.

Quand aux anorchides, voici le tableau qu'en a tracé Godard, « Les individus, dit-il (1), affectés d'une absence congéniale des deux testicules, sont mous, peu énergiques, craintifs; leur état anormal exerce une influence manifeste sur leur manière de vivre; comme ils sont faibles de santé, peu vigoureux, craintifs et timides, ils restent dans leur famille auprès de laquelle ils trouvent un appui qui leur est nécessaire. Ils redoutent la société des femmes, et avec elles ils sont honteux et réservés, car ils ont conscience de leur infirmité. »

Ce dernier caractère s'adresse aussi bien aux monorchides qu'aux anorchides. Le jeune homme dont nous rapportons plus bas l'observation, nous a dit, en effet, que malgré l'attraction qu'il ressent pour les femmes il n'a jamais pu se décider à aller dans les maisons de tolérance ou chez des femmes de mœurs légères, dans la crainte des rires moqueurs auxquels aurait donné lieu la constatation de son anomalie.

Les cryptorchides ou les anorchides mettent donc tous leurs soins à cacher leur vice de conformation non seulement aux femmes, mais aussi aux autres hommes. On les verra rarement se baigner avec d'autres personnes e ils voient avec terreur approcher le moment de la révision.

(1) Godard. Recherches tératologiques, p. 73.

Observation I (personnelle). — Il y a deux ans environ nous fîmes la connaissance, en province, d'un employé des contributions directes, âgé de 25 ans. Ce jeune homme était monorchide, mais d'une assez forte constitution, et nous ne nous serions jamais douté de l'anomalie qu'il portait, s'il n'avait été un jour atteint d'une orchite pour laquelle il demanda nos soins.

Nous reçûmes de lui quelques confidences à cette occasion, et apprîmes ainsi qu'il était fort peiné de n'avoir qu'un testicule. Très préoccupé de son état, il avait lu divers ouvrages de médecine et craignait de n'avoir jamais d'enfants. « N'être pas fait comme les autres, ajoutait-il, est pour moi un supplice et j'en suis tellement honteux que je n'ai jamais voulu me baigner avec mes camarades. Si vous me voyez souvent triste et mélancolique, c'est là l'unique raison. »

Il mettait tout son soin à cacher cette malformation, et bien qu'il fût très porté vers les femmes, il n'allait jamais chez les courtisanes qui auraient mieux découvert son secret et l'auraient tourné en ridicule.

L'examen attentif des organes génitaux de notre ami, nous montra que les deux testicules étaient bien descendus dans les bourses, mais que le gauche s'était atrophié à tel point qu'il égalait à peine le volume d'une noisette.

A côté de cette observation nous en placerons une autre que nous devons à l'obligeance de M. le Dr Legrand du Saulle, qui l'a rapportée en 1877, à la Société Médico-psychologique. Il ne s'agit ici, il est vrai, que de microrchidie, mais cet état, compliqué de phymosis, se rapproche beaucoup en somme des anomalies que nous étudions, et il nous paraît avoir eu une très grande influence sur le moral du sujet observé.

Obs. II. — « Il y a deux ans à peine, dit le célèbre médecin de la Salpêtrière (1), nous avons examiné, M. le Dr Vidal, médecin de l'hospice Saint-Louis et moi, un jeune homme de 20 ans, déjà licencié ès lettres, à l'esprit très orné, au caractère froid et morne, aux tendances contemplatives, misanthropiques et haineuses, qui recherchait volontiers la solitude, fuyait le monde et témoignait une répulsion frappante pour la femme en général et pour tout ce qui pouvait trahir une origine, une intervention ou une forme féminine. Il se sentait au contraire invinciblement attiré vers l'homme, les images, les tableaux et les statues représentant des nudités masculines ; il possédait des planches d'anatomies consacrées aux organes génitaux de l'homme et aux annexes de la virilité, et, il cherchait à apercevoir dans la rue une partie du pénis de tout individu qui s'arrêtait pour uriner ! Il fut appréhendé un jour, à la place de la Bourse, dans un urinoir public abrité et un peu sombre, alors qu'un vieillard et lui, à une certaine distance l'un de l'autre, se montraient complaisamment toutes leurs parties sexuelles. Ce jeune homme, fils d'une mère *hystérique*, était affecté de phymosis et de microrchidie.

(1) Les signes physiques des folies raisonnantes, par Legrand du Saulle, p. 21. Annales médico-psychologiques, 1877.

Une opération chirurgicale a dû être faite immédiatement sur notre conseil ; mais dans la crainte de quelque nouvelle catastrophe inexplicable, j'ai rédigé, et nous avons signé, M. Vidal et moi, une pièce médico-légale, avec date rendue authentique, établissant un état pathogolique et une perversion génésiaque de l'ordre le plus élevé. »

Dans beaucoup de contrées, une sorte de discrédit s'attache aux individus privés d'un ou de deux testicules. En Anjou, par exemple, on appelle les monorchides *mulets*, et on les croit incapables de procréer. Or, cette idée reconnue fausse aujourd'hui, mais qui est souvent partagée par les monorchides, peut être pour eux l'objet de nouveaux soucis. Pouvant en effet accomplir leurs devoirs d'époux, ils sont portés néanmoins à voir dans la grossesse de leur femme une preuve d'infidélité et à ne pas regarder comme leurs des enfants qu'ils ont pu engendrer.

Nous placerons ici deux observations personnelles pour corroborer ce que nous venons de dire.

Obs. III. (Personnelle). — Il y a quelques années, mourait à S..., en Maine-et-Loire, à l'âge de soixante ans environ, un petit cultivateur nommé B..., connu dans tout le pays sous l'épithète de *Mulet*. B... était marié, mais conformément à la croyance populaire il n'eut point d'enfant. Aussi, fut-il en butte, pendant le cours de son existence, à de nombreuses plaisanteries qui avaient sans doute modifié son caractère.

A l'époque où nous l'avons connu, c'est-à-dire quelques années avant sa mort, il était triste et soucieux et affectait de fuir la société des gens de S..., hâtant surtout le pas, lorsqu'il passait devant un groupe de plusieurs personnes, tant ce surnom de mulet qu'il craignait d'entendre prononcer sonnait mal à son oreille !

Dans de pareilles conditions, cet homme peu intelligent d'ailleurs, et *fils d'un dément*, était évidemment prédisposé à la lypémanie. Il n'en fut pas atteint au point d'être enfermé dans un asile, mais il dut à son infirmité de ne pouvoir jouir de la société de ses semblables et de traîner ainsi une vie assez misérable.

Obs. IV. (Personnelle). — Par une coïncidence bizarre, dans la même commune et à la même époque, se trouvait un menuisier, nommé P..., également monorchide. A l'inverse du cultivateur, il eut un enfant, mais personne ne voulait croire à sa paternité et bientôt, au sobriquet de mulet qu'il portait déjà, beaucoup de personnes en ajoutèrent un autre non moins désagréable. On peut juger par là de l'état d'esprit de ce malheureux homme, qui partageant les préjugés des habitants de S..., avait probablement des doutes sur la vertu de sa femme et hésitait à caresser l'enfant dont il n'était pas sûr d'être le père.

Ces soupçons le rendaient malheureux. On le voyait toujours morne et sombre, et comme B... fuyant la société de ses semblables dans la crainte d'un regard moqueur ou d'une parole injurieuse. A la fin, n'y tenant plus, il quitta le pays et alla habiter un département voisin.

On se figure sans peine ce qu'à dû souffrir cet infortuné qui n'était pas dépourvu d'intelligence. Puisse-t-il avoir consulté un médecin instruit qui aura levé ses doutes sur ses facultés génératrices, réhabilitant du même coup son épouse à ses yeux et lui permettant de donner libre cours à son amour paternel!

Le préjugé populaire qui consiste à refuser aux cryptorchides l'aptitude à la procréation, à été longtemps partagé par les médecins français et étrangers. On s'accorde généralement aujourd'hui à regarder comme incapables de se reproduire, les anorchides seulement, mais ce n'est guère que depuis une vingtaine d'années, qu'on a des idées un peu nettes là-dessus.

Obs. V. — Curling nous apprend (1) que l'on conserve, dans le musée de Guys hospital, les organes génitaux d'un élève de Cooper qui, entendant dire à un cours que les cryptorchides ne pouvaient avoir des enfants, et n'ayant pas lui-même de testicule dans les bourses, alla immédiatement se suicider. A l'autopsie on trouva les deux glandes séminales dans l'abdomen et d'un volume presque normal. Les canaux déférents renfermaient du sperme.

Nul doute que ce jeune homme était préalablement affecté de son état, et que le dépit de se voir conformé autrement que les autres hommes lui avait déjà donné l'idée de s'ôter la vie.

(1) Curling. Traité des maladies des testicules.

On n'a pas toujours à déplorer des résolutions aussi funestes de la part des individus porteurs d'anomalies testiculaires, mais, nous le répétons, l'influence de ces malformations sur leur moral est incontestable. Que l'un de ces infortunés soit faible et maladif, il fera souvent dépendre le mauvais état de sa santé de son infirmité et ne tardera pas à devenir *hypochondriaque.*

Obs. VI. — Godard cite le cas d'un jeune homme âgé de 24 ans, que le Dr Ordonnez avait soigné pour une uréthrite et qui avait les deux testicules logés dans l'abdomen. Sa constitution était mauvaise ; il était blond, craintif et *hypochondriaque.*

Qu'un autre ait des revers de fortune ou des chagrins domestiques, qu'il échoue dans ses entreprises, tandis que ses voisins prospèrent, il attribuera aussi tous ses malheurs à l'état particulier de ses organes génitaux et tombera dans le *délire des persécutions.* Au bout d'un certain nombre d'années, la cause de ce délire paraîtra peut-être beaucoup moins nette, mais au début, si l'attention est dirigée de ce côté, on s'expliquera mieux les premiers symptômes de la folie et l'on pourra parfois les combattre avantageusement.

Itart de Riez a publié le fait suivant sous le titre : Observation sur un jeune homme sans testicules (1).

Obs. VII. — « Le jeune homme qui en est le sujet, dit-il, est au Val-de-Grâce, où il est entré pour une incontinence

(1) Mémoires de la Société médicale d'émulation. Paris, an VIII, in-8, 3e année, p. 293.

d'urine dont il est affligé depuis sa naissance... Stature au-dessous de la moyenne, peau douce, unie, entièrement dépilée...

Les organes sexuels se réduisent aux parties suivantes : une très petite verge, longue d'un pouce, épaisse comme le petit doigt, que jamais aucune érection n'a fait changer de forme ni de dimension, un gland qui n'excède pas le volume d'un pois au pourtour duquel le prépuce est encore adhérent ; un scrotum seulement représenté par un léger froncement de la peau, dans laquelle l'exploration la plus rigoureuse ne découvre ni testicules, ni cordon, ni aucun corps intérieur ; enfin, sur l'éminence pubienne, quelques poils en très petite quantité. Tel est en peu de mots le mode extérieur des organes de ce jeune homme.

Pour ce qui est de l'individu moral : hébétude extrême de toutes les facultés intellectuelles ; nul indice d'une sensibilité tant soit peu énergique ; ses habitudes, son caractère marqués au coin de la vie sédentaire qu'il a menée dans sa famille, en société de sa mère et de ses sœurs, jusqu'au moment où la circonscription l'a tiré de ses foyers. Habituellement taciturne, morose et inactif. sans désirs, sans appétit vénérien, il n'en paraît pas moins regretter ce que la nature lui a refusé, et ses regrets quoique vagues, indéterminés, nés des confidences et des railleries de ses camarades, « *remplissent sa vie d'ennuis et de dégoûts.* »

Obs. VIII. — Nous citerons encore l'observation d'un persécuté que M. le Dr Christian a présentée à la Société médico-psychologique en 1881 (1). Cet individu était cryptorchide et se disait une victime du magnétisme de police. Il est bien probable que l'état de ses organes génitaux n'avait pas été sans influence sur le développement de son délire. « Il s'agit, dit M. le Dr Christian, d'un ancien officier de Marine, né en 1803, placé à Charenton depuis 1854. A l'époque où je l'ai connu (1879), c'était un beau vieillard, d'un extérieur distingué, soigneux de sa personne et d'une vigueur tout à fait exceptionnelle pour son âge.

Son observation n'ayant pas été retrouvée, je n'ai rien appris ni sur les causes, ni sur le début de la maladie mentale qui avait nécessité le placement à Charenton, après un séjour assez long dans une autre maison de santé.

M. X... qui était, je crois, enfant naturel, avait reçu une éducation très soignée et comptait de brillants états de service dans la marine. La folie dont il était atteint était une de ces manies sensorielles dans lesquelles les idées de persécution enchevêtrées avec les idées de grandeur semblent s'alimenter dans un trouble profond, général, de toutes les sensations, tant internes qu'externes, tant générales que spéciales. Mais la sensibilité subjective paraît surtout profondément lésée.

M. X... est une victime du *magnétisme de police.* Depuis plus de 60 ans, il a été continuellement magnétisé. Les magnétiseurs interviennent dans ses plus secrètes pensées, dans ses moindres actions. Il finit par

(1) Annales médico-psychologiques, 6e série, t. I, 40e année, p. 126.

voir leur intervention, non seulement dans tout ce qui le touche de près ou de loin, mais peu à peu, il généralise l'action de cette machine invisible qui bouleverse la société, produit les orages, les révolutions, les crimes. les suicides, tous les événements quelconques qu'il lit dans son journal òu qui se passent dans son entourage.

Pendant de longues années, il avait été en proie aux plus singulières illusions et hallucinations érotiques; on avait même observé chez lui des habitudes d'onanisme et le fait est d'autant plus remarquable qu'il existait chez M. X... un vice de conformation des organes génitaux.

Mort d'érysipèle le 7 février 1881.

Autopsie. — Rien de particulier dans le cerveau, mais aux organes génitaux, voici ce qu'on a remarqué :

Le pénis est long et effilé à sa base; le gland est très-volumineux, étalé. Dans le scrotum, aucune trace de testicules. Une incision transversale pratiquée à deux centimètres au-dessus du pubis permet d'ariver au niveau de l'orifice interne du canal inguinal; là, dans un cul-de-sac formé par le péritoine à l'entrée du canal inguinal, on trouve, de chaque côté, une petite masse arrondie, renfermant un testicule dont la forme glandulaire est reconnaissable même à l'œil nu; ce testicule est mou, pâle, du volume d'une noisette et se continue avec un cordon vasculaire dans lequel on reconnaît l'épidydime et les canaux déférents, des lobes graisseux, quelques kystes fort petits, le plus gros n'atteignant pas le volume d'un grain de maïs : ces kystes contiennent un liquide incolore

La malformation des organes génitaux, chez un malade dont la constitution était d'ailleurs très robuste, est assurément un fait curieux et dont il serait intéressant de chercher le rapport avec les idées érotiques qui, pendant de longues années, ont dominé le délire.

J'ai vu un certain nombre de persécutés chroniques à délire érotique prédominant, qui étaient affectés de vices de conformations analogues et je suis tenté de croire que ces vices de conformation, qui enlèvent au malade tout ou partie de sa virilité ou qui l'entravent dans l'exercice de sa fonction génitale, forment un facteur important dans l'étiologie de la folie. »

Nous regrettons de ne pouvoir apporter un plus grand nombre de faits pour justifier les soupçons de notre chef de service, mais hâtons-nous de le dire, nos recherches ne datent que de fort peu de temps, et le nombre des cas de ce genre qui ont été observés est d'autant plus restreint qu'on n'a guère songé jusqu'à présent à la possibilité d'une malformation des organes génitaux, lorsqu'on s'est trouvé en face de troubles intellectuels bizarres et que l'on ne pouvait expliquer.

M. Legrand du Saulle est jusqu'ici à peu près le seul, avec Moreau (de Tours) et le Dr Christian, qui se soit occupé de la question, et il dit expressément à propos des raisonnants (1), qu'aucun examen clinique et médico-légal ne saurait être sérieux ou complet, s'il ne s'ac-

(1) Les signes physiques des folies raisonnantes, p. 23.

compagne pas de l'inspection minutieuse des parties sexuelles.

Nous avons la conviction, pour notre part, qu'il existe dans le monde un grand nombre d'individus anorchides ou cryptorchides dont le moral est affecté, et que, dans les maisons de santé, plus d'un malade doit à une anomalie semblable la cause de son délire.

Puisse cette humble étude qui n'est qu'un ébauche du sujet, donner lieu à de nouvelles investigations et à des travaux plus importants, qui, mettant la question en pleine lumière, pourront rendre ainsi de réels services à la médecine légale, aussi bien qu'à la médecine aliéniste !

CHAPITRE II.

DES HYPOSPADES.

De l'étude des anonomalies testiculaires, nous passons maintenant à celle des malformations de l'urèthre, qui, d'après les statistiques, l'emportent sur les premières par la fréquence, et ne sont pas moins susceptibles d'affecter le moral de ceux qui les présentent.

Par anomalies de l'urèthre, on entend surtout parler de l'hypospadias et de l'épispadias, mais cette dernière variété etant fort rare et ne nous ayant pas fourni d'observation, nous ne nous occuperons ici que de l'hypospadias.

D'après M. le Professeur Guyon (1), l'*hypospadias* (de ὕπο sous, σπαδίον espace) est un vice de conformation caractérisé par une ouverture anormale, d'origine congénitale, siégeant sur un des points de la paroi inférieure de l'urèthre.

a. *Etat physique.* — Pour l'historique et la description détaillée de l'hypospadias, nous renverrons le lecteur au Tribut à la chirurgie de Bouisson (2), et à l'excellente thèse de M. le Professeur Guyon.

Qu'il nous suffise d'indiquer ici les trois variétés géné-

(1) Thèse de concours d'agrégation, p. 47.
(2) Bouisson, Tribut à la chirurgie, Traité de l'hypospadias.

ralement admises de cette anomalie, et d'en donner les principaux caractères.

De ces trois variétés, qui ont été établies d'après la position même de l'ouverture anormale de l'urèthre, la première (1), *hypospadias balanique* offre le méat à la face inférieure du gland. Dans la deuxième, *hypospadias pénien*, la lésion siège entre le gland et la racine des bourses; l'*hypospadias scrotal* ou troisième variété, à son orifice uréthral à la racine des bourses, dans une cavité dont les bords sont fournis par le scrotum lui-même, qui semble lui constituer une sorte de vulve.

De beaucoup le plus fréquent, l'hypospadias balanique se caractérise par une ouverture anormale plus ou moins apparente, et occupant la place du filet qui a disparu.

L'hypospadias pénien présente, comme le précédent, une ouverture uréthrale généralement petite, et située sous la portion libre du pénis.

L'hypospadias pénien est presque toujours accompagné de la courbure de la verge; le prépuce est forcément incomplet, et le gland la plupart du temps atrophié; trois mauvaises conditions pour la fonction de cet organe.

L'hypospadias scrotal est certainement le plus grave, autant au point de vue des complications qui lui sont propres, qu'à celui de l'erreur de personne. Le diagnostic de cette variété d'hypospadias n'est pas toujours facile, et les conséquences en peuvent être des plus fâcheuses.

(1) Nous empruntons cette description à Vœlker. Art. Pénis, du Nouveau Dictionnaire de médecine et de chirurgie.

Il est constitué par la position même de l'orifice uréthral sous la symphyse pubienne. L'ouverture de l'urèthre a lieu au fond d'une cavité limitée par les côtés du scrotum, et plus ou moins loin des corps caverneux. Le fond de ce cul-de-sac est tapissé par une membrane, qui tient le milieu entre la peau et la muqueuse, et si l'on tient compte des replis scrotaux membraneux, qu'on observe quelquefois de chaque côté de cette fente, on verra combien il est facile de prendre pour une vulve ce qui n'est qu'une division scrotale.

La verge garde rarement son volume, elle s'atrophie ; le gland imperforé, dépourvu de filet, s'incurve et prend l'aspect d'un clitoris. Souvent aussi la descente du testicule ne s'est pas effectuée en son temps, et les deux poches scrotales ne contiennent rien.

Dans ce cas, il y a apparence parfaite avec l'organe femelle, et l'erreur est facile. C'est dans ces cas aussi que le malade urine à *croupeton* (Guillemeau); s'il veut uriner debout, il est obligé d'écarter les lobes du scrotum et de relever le pénis, qui cache plus ou moins l'ouverture de l'urèthre.

b. *Etat intellectuel.* — Ainsi qu'on vient de le voir, les conséquences de l'hypospadias, au point de vue de l'émission de l'urine et de la copulation, sont d'autant moins graves qu'il est plus bénin, c'est-à-dire que l'ouverture uréthrale est placée plus près du siège normal.

Il en est de même pour l'influence que cette anomalie exerce sur le moral de l'homme.

Assurément, bon nombre d'individus porteurs d'un hypospadias balanique pourront s'affecter de leur état, et on peut leur appliquer les considérations générales, que nous avons faites au sujet des anorchides et des cryptorchiddes; mais ces mêmes considérations s'adressent avec beaucoup plus d'à propos aux autres variétés d'hypospadias.

Prenons d'abord en effet l'hypospadias pénien. La plupart de ceux qui présentent cette anomalie ne peuvent uriner dans la station verticale, à moins de laisser couler l'urine entre leur jambes. Pour obvier à cet inconvénient, il leur est nécessaire de relever le pénis contre le ventre : quelques-uns le font en effet, mais il arrive souvent que la verge est incurvée et attirée en bas par les brides qui bordent la gouttière, dont nous avons parlé plus haut.

Cette disposition n'a pas seulement pour résultat de gêner l'émission de l'urine; elle rend aussi assez fréquemment l'érection douloureuse, et va jusqu'à mettre obstacle aux rapprochements sexuels.

On comprend dès lors que le jeune homme, atteint d'un pareil vice de conformation, se tourmente de son état et finisse par tomber dans la mélancolie. « Le sentiment amoureux, l'amour charnel, dit Moreau (de Tours) (1) peut exister chez les disgraciés de la nature, aussi bien que chez les autres hommes .... complets ; il y a chez eux une réciprocité de l'instinct sur l'intellect, et de l'intellect sur l'instinct, ou en d'autres termes, des organes sur le cerveau, et du cerveau sur les organes. Mais l'imperfection dans la réalisation de leurs désirs, les déboires, l'im-

(1) Des aberrations du sens genésique, par Moreau (de Tours).

puissance enfin qui est le résultat obligé de leur vice de conformation, réagissent sur les facultés intellectueles ».

« L'homme frappé dans son orgueil se trouve dégradé ; il ne peut plus supporter la pensée de son infirmité ; l'intelligence et le moral s'altèrent ; l'équilibre est rompu : un délire, le plus souvent de nature mélancolique, parfois un accès de manie, s'emparent de ces malheureux, et de là les conséquences funestes que l'on a trop fréquemment à déplorer. »

Nous trouvons dans Bouisson (1) l'observation d'un jeune homme dont l'orifice uréthral siégeait à la base de la verge, et qui était plongé dans une *mélancolie habituelle*. Les érections étaient douloureuses et le coït impossible. A la fin, n'y tenant plus, il sollicita une intervention chirurgicale, qui lui apporta un grand soulagement et le rendit probablement aussi moins triste.

Obs. IX. — « M. X..., de Montpellier, âgé de 22 ans, était né, dit Bouisson, avec un hypospadias, auquel on ne remédia par aucun moyen. Notre ancien collègue, M. Delmas, consulté au sujet de cette difformité, engagea les parents de l'enfant à attendre l'âge adulte, avant de rien entreprendre.

« A peine remarqué pendant l'enfance, ce vice de conformation préoccupa constamment et péniblement le jeune X... à dater de l'époque de la puberté. L'orifice de l'urèthre, réduit à une ouverture longitudinale dépourvue de lèvres et presque linéaire, correspondait à la base

(1) Tribut à la chirurgie.

de la verge dans le point de réunion de cet organe avec les bourses. Le canal de l'urèthre manquait dans toute la partie antérieure; il n'y était du moins représenté que par une sorte de ruban cutané, recouvert d'un épiderme fixe, et rappelant la paroi supérieure de l'urèthre à l'état rudimentaire, et ayant perdu son aspect muqueux pour prendre un aspect cutané.

« Au niveau du gland, on distinguait encore une excavation en demi-gouttière, à laquelle aboutissait le rudiment uréthral sus-indiqué. Ce reste de la partie antérieure de l'urèthre n'avait pas au delà de 2 centimètres d'étendue, tandis que les corps caverneux, considérés surtout dans leur partie supérieure, présentaient leur dimension normale.

« Il résultait de cette inégalité de développement une forme incurvée du membre viril, et cette forme, déjà évidente dans la flaccidité et dans la demi-érection, devenait très prononcée dans l'érection complète. L'organe était alors fortement infléchi, et une tension de la bride uréthrale indiquait la traction exercée sur le gland, auquel elle venait aboutir : en explorant la face inférieure de la verge, on sentait que l'obstacle au redressement était profond et supérieur à l'épaisseur de la bride uréthrale.

« Cette disposition devenait de plus en plus intolérable à celui qui la présentait. Les érections étaient douloureuses et le coït impossible. Cette incapacité pour l'acte copulateur, jointe à l'idée de la stérilité produite par la position anormale de l'ouverture de l'urèthre, avaient plongé le jeune homme dans une *mélancolie habituelle*, et l'avaient disposé à se soumettre à tous les essais possibles, soit pour obtenir le redressement de la verge, soit pour faire pratiquer un nouveau canal.

« C'est dans cette disposition que M. X... vint réclamer notre avis. Nous l'engageâmes à se soumettre à la section de la bride uréthrale. Cette opération n'ayant pas réussi complètement, je fis la section sous-cutanée des tissus fibreux.

« La verge a repris aujourd'hui une conformation normale. Les érections ne sont ni douloureuses ni gênées par les obstacles primitifs, et la copulation, autrefois impossible, s'exécute sans difficulté. »

Grâce à cette amélioration, la mélancolie dont était atteint ce jeune homme put disparaître ; mais l'on conçoit aisément que, chez un esprit un peu faible, les idées tristes dues à un hypospadias pourront donner naissance à un délire des persécutions qui amènera l'internement dans un asile.

Dans son *Etude* si intéressante *sur la mélancolie* (1), M. le Dr Christian cite le cas d'un persécuté atteint d'hypospadias pénien, et dans le délire duquel cette anomalie paraissait avoir joué un assez grand rôle.

Voici cette observation :

Obs. X. — « G..., âgé de 35 ans, ouvrier bijoutier, arrive à Montdevergues en décembre 1872, de la maison d'arrêt du ..., où il faisait trois mois de prison pour menaces et injures.

Déjà antérieurement il avait été condamné pour faits analogues en 1871, à Paris, à un mois de prison, en 1872,

(1) Etude sur la mélancolie. Christian, obs. XXXIX, p. 134.

à Orange, à trois mois. Il avait quitté Paris après le siège, et vagabondait en France.

G... est petit, bien constitué; les cheveux et la barbe sont noirs, la figure est intelligente; mais G... a l'air sournois. Il est généralement silencieux, reste accroupi dans un coin de la cour, la tête recouverte de sa veste. Puis, tout d'un coup, sans provocation aucune, il se jette à coups de pieds et coups de poing sur un malade qui passe près de lui par hasard, et souvent le plus inoffensif. Il prétend que ce malade l'a injurié, et que du reste il y a une vaste conspiration contre lui, et qu'on ne lui laisse pas un moment de repos. « Je vois des gestes, des menaces, des influences, des malpropretés : on me fait des voies de fait réelles; je souffre dans tout le corps surtout depuis que je suis ici. Je suis entouré d'immoralité; la nuit, on m'altère la santé par des odeurs très mauvaises; je suis extrêmement fatigué, et cela ne provient que des souffrances qu'on me fait endurer. »

G... est affecté d'un hypospadias congénital; le canal de l'urèthre s'ouvre à 2 centimètres du gland; la paroi inférieure du canal est mince et paraît réduite à la peau de la verge En outre, par suite de blennorrhagies antérieures, il existe un rétrécissement de l'urèthre que j'ai essayé de soumettre à un traitement méthodique; mais l'indocilité du malade n'a pas permis de le continuer. Il y a eu cependant une amélioration marquée.

L'existence de cet hypospadias paraît avoir été pour G... une source de chagrins. « Celui qui m'a fait cela, me dit-il un jour, mérite la mort. J'ai déjà voulu me suicider, car c'est une horreur de m'avoir ainsi abîmé : çà été le chagrin de toute ma vie, la cause de tous mes malheurs.

« G... est un aliéné dangereux, parce que, sous l'influence des hallucinations et des illusions sensorielles, il se livre aux actes de violence les plus graves sur quiconque se trouve à sa portée. »

A côté des deux observations précédentes, nous citerons celle d'un individu dont on a fait l'autopsie à l'asile de Sainte-Gemmes-sur-Loire, et que M. Régent, interne de M. le Dr Petrucci, a bien voulu nous communiquer.

Obs. XI. — Il s'agit également d'un hypospadias pénien, avec atrophie considérable des testicules, constaté chez un homme d'une trentaine d'années, dont la vie paraît avoir été peu agréable en raison de cette anomalie. Il s'était marié, mais sa femme, ne lui reconnaissant sans doute pas toutes les qualités d'un époux, l'avait quitté au bout de quelques mois, et, devenu le jouet de tous ceux qui le connaissaient, il s'était adonné à la boisson. On le trouva mort dans un fossé où, revenant de la ville en état d'ivresse, il était tombé et s'était probablement endormi, malgré un froid assez vif.

L'ouverture de l'urèthre siégeait à la réunion du tiers postérieur avec les deux tiers antérieurs de la face inférieure de la verge et les deux testicules atteignaient à peu près le volume d'une fève.

Si l'hypospadias pénien peut exercer une telle influence sur le moral et l'intelligence de l'homme, que dire de l'hypospadias scrotal dont les inconvénients sont encore beaucoup plus graves.

Non seulement en effet, cette anomalie rend l'émission de l'urine plus difficile, et la copulation le plus souvent impossible, mais elle donne encore lieu assez fréquemment à des erreurs de personne qui retentissent de la façon la plus fâcheuse sur les individus qui en sont les victimes.

Maintes fois, sur le témoignage de sages-femmes ou de médecins trompés par les apparences et souvent peu éclairés, on a enregistré comme filles des enfants du sexe masculin, et il en résulte pour eux un genre de vie et une éducation tout à fait contraires à leur sexe.

« Qui ne conçoit, dit Dugès (1), tous les désordres que peut entraîner une fausse détermination de sexe, soit par la familiarité qu'elle autorise entre personnes qui ne se ressemblent qu'en apparence, soit par les obligations auxquelles elle soumet ou soustrait à tort certains individus (le service militaire par exemple), soit enfin par les doutes qu'elle peut faire élever sur la validité de certains mariages et les débats scandaleux qui peuvent s'ensuivre. Aujourd'hui, sans doute, on ne brûlerait plus, on n'enterrerait plus tout vivants des individus dont la conformation vicieuse aurait facilité des commerces répréhensibles ou décidé des alliances inconvenantes (Arnaud, Discours sur les hermaphrodites, p. 357 et 326).

On n'imposerait plus sans doute des peines aussi sévères à ces prétendus profanateurs du sacrement de mariage, mais les erreurs sur ce point n'en auraient pas moins des inconvénients réels. »

(1) Éphémérides médicales de Montpellier, t. V, p. 1, 1827.

« Elevés dès l'origine », dit M. Tardieu de son côté (1), « vêtus, placés, parfois même mariés comme des femmes, les pensées des individus dont l'état civil a été faussé, leurs habitudes, leurs manières d'agir restent féminines, et ce n'est ni sans difficultés, ni sans trouble, ni sans péril qu'ils rentrent dans leur sexe véritable, lorsque leur état civil vient à être rectifié. »

Pour quelques-uns la vie entière s'écoule et s'achève sans que l'erreur ait été reconnue.

Maria Arsano (2) meurt à 80 ans, réputée, femme toute sa vie et mariée comme telle. L'autopsie seule fait reconnaître sur son cadavre les attributs essentiels de la virilité.

Adélaïde Préville, du Cap Français, se maria, vécut les dix dernières années de sa vie en France et mourut à l'Hôtel-Dieu de Paris. Feu Giraud reconnut par l'examen du cadavre qu'Adélaïde Préville avait été du sexe masculin et, qu'à un faux vagin près, qui consistait en un cul-de-sac placé entre le rectum et la vessie, cet individu ne présentait rien qui eût pu faire supposer qu'il était femme (3).

Le Dr Worbe a présenté à la Société de la Faculté de médecine de Paris (4) l'observation d'un individu réputé du sexe féminin pendant vingt-deux ans et définitivement rendu à l'état civil en vertu d'un jugement solennel.

(1) Etude médico-légale sur les vices de conformation des organes sexuels, p. 1.

(2) Dictionnaire de médecine et de chirurgie. Art. Hermaphrodisme.

(3) Recueil périodique de la Société de médecine de Paris.

(4) V. Bulletin de cette Société, n° 10 de l'année 1815.

Marc (1) cite aussi le cas d'une jeune fille âgée de 20 ans, qui était sur le point de se marier, lorsqu'il fut chargé de l'examiner. Or elle présentait la même disposition des organes génitaux qu'Adélaïde Fréville.

Nous pourrions multiplier les exemples, car la science est riche de faits analogues, mais pour bien montrer le trouble que peuvent jeter dans un esprit de pareils vices de conformation, nous nous contenterons de rapporter ici deux observations qui, du reste ont déjà fait l'objet de deux longs rapports médico-légaux, dus, l'un au Dr Reverchon actuellement Directeur, médecin en chef de l'asile de Laroche-Gandon (2), l'autre à M. le Dr X..., de la Rochelle (3).

Dans la première, il s'agit de Marie Chupin, qui, vivement préoccupé de son état, après avoir porté des habits de femme pendant trente ans, prit un jour la résolution de faire établir son identité et à cet effet jeta un enfant dans un puits.

La seconde est celle d'Adélina P... qui révêtit également des habits féminins pendant vingt deux ans, et comme Marie Chupin essaya veinement bien des fois de provoquer l'écoulement menstruel. Devenu employé de la Compagnie de l'Ouest, après avoir été rendu à son véritable sexe, il termina par le suicide, il y a quelques années, sa triste existence.

(1) Dictionnaire des sciences médicales. Art. Hermaphrodisme.

(2) Voir Annales médico-psychologiques, 5e série, t. IV, 28e année, p. 377.

(3) Journal de l'anatomie et de la physiologie, 6e année, p. 599.

Obs. — XII. Marie Chupin (qui nous a suggéré l'idée de notre thèse) était âgé de 45 ans, lorsque nous l'examinâmes en 1881 à l'asile de Saint-Gemmes-sur-Loire où nous étions alors l'interne de M. le Dr Petrucci. Il était chargé de faire notre chambre et nous pûmes ainsi l'observer à notre aise.

Au physique, Marie Chupin est de taille moyenne (1m71) et assez robuste. Il ne voit que de l'œil gauche, l'œil droit ayant été crevé par accident dans son enfance, mais, à part cette infirmité, le visage est assez régulier, le front haut et large, la barbe et les cheveux châtains et bien fournis. Les membres et la poitrine sont normalement développés et les mamelles un peu plus fortes que l'homme adulte. La voix possède un timbre assez viril, bien que la saillie du larynx soit presque aussi dissimulée que chez la femme. La peau est blanche et n'est recouverte que d'un léger duvet, sauf au pubis et à la région scrotale.

Quant aux organes génitaux, voici ce qu'un examen assez attentif nous a révélé.

A la face supérieure, le pénis ne présente rien de particulier. De grosseur presque ordinaire, il mesure 5 cent. et demi de sa racine à l'extrémité du gland, lequel est complètement découvert et cela paraît-il, depuis de longues années.

A la face inférieure de la verge qui est fortement incurvée en bas, nous trouvons d'abord, à l'extrémité du gland, la trace du méat qui est normalement situé et profond de deux millimètres environ. Nous avons dit la trace, parce que la verge est imperforée dans toute sa longueur et que le méat n'est ici qu'une simple dépression Cette dépression est échancrée inférieurement et forme le point de départ d'une gouttière assez prononcée, qui se continue extérieurement entre les corps caverneux, divise le scrotum et aboutit à un orifice en avant duquel elle s'élargit et se creuse d'une façon sensible. Cet orifice est l'orifice uréthral.

Une sonde enfoncée dans l'urèthre nous permet d'en apprécier la longueur, qui est de 3 centimètres environ. L'émission de l'urine présente les mêmes caractères de jet et de vitesse que chez la femme, et étant donnée la disposition de l'urèthre, Marie Chupin trouve le pantalon bien plus incommode que ses robes d'autrefois.

Tel est l'urèthre, mais au-dessous de ce canal, nous ne sommes pas peu surpris d'en trouver un second, séparé du premier par une mince cloison et qui paraît se terminer en cul-de-sac. Sa profondeur est de 9 centimètres et une sonde de calibre moyen y est facilement introduite.

Pour arriver aux orifices de ces deux canaux superposés, on est obligé d'écarter deux replis membraneux latéraux qui ressemblent à de petites lèvres et forment en bas une véritable fourchette en se rejoignant, de façon à recouvrir les deux ouvertures.

Celles-ci se trouvent sur la ligne médiane, au-dessous du scrotum, dont les deux moitiés sont restées séparées ainsi que nous l'avons dit. Du côté droit, nous trouvons une petite hernie inguinale dont la réduction assez facile nous permet de constater l'existence d'un testicule de la grosseur d'une noisette et dont l'épididyme paraît relativement assez développé. Ainsi que nous l'avons dit plus haut, le scrotum et le pubis sont couverts de poils.

Malgré la longueur du pénis, Marie Chupin nous paraît impropre au coït, car il nous dit lui-même qu'à l'état d'érection, la verge s'incurve bien plus qu'à l'état de repos, les bords de la gouttière lui formant une sorte de frein qui n'a pas, comme elle, la propriété de changer ses dimensions.

D'après la description que nous venons de faire, on conçoit aisément l'embarras de la sage-femme lorsqu'elle se trouva en présence d'une pareille anomalie. Au moment de la naissance, le pénis devait être bien petit et le testicule rudimentaire que nous trouvons aujourd'hui n'était peut-être pas encore descendu. Aussi, se prononça-t-elle pour le sexe féminin, et le père, alors marguillier de la paroisse, étant allé trouver le curé pour lui soumettre la difficulté, en rapporta un avis conforme à celui de la sage-femme.

L'enfant fut déclaré fille et inscrit à la mairie sous le nom de *Marie Chupin*. Nous ne savons presque rien de son enfance, si ce n'est qu'à l'âge de 9 ans, il se donna par mégarde un coup de couteau qui lui creva l'œil droit.

A l'école où on l'envoya de bonne heure, il se montra peu intelligent et en sortit au bout de dix-huit mois, sachant à peine son alphabet. Mais à 13 ans, il apprenait rapidement à lire, presque sans le secours de personne. On le vit, dès lors, s'adonner à la lecture des livres pieux et manifester un attrait tout féminin pour les pratiques religieuses. Il faisait partie de plusieurs congrégations et se montrait zélé dans l'observation de la règle.

Cependant, l'âge de la puberté approchait, et Marie Chupin, au lieu de remarquer comme chez ses compagnes, le gonflement de ses mamelles et l'apparition des menstrues, voyait avec terreur la barbe lui pousser au menton et le forcer à l'usage fréquent du rasoir. Malgré cela, il ne doutait pas d'appartenir au sexe dont il portait l'habit, et plus d'une fois il eut recours à des pédiluves sinapisés et même à des sangsues pour provoquer les règles.

Marie Chupin passa ainsi plusieurs années sans se préoccuper davantage de la singularité de son état, ayant seulement soin de ne jamais sortir sans être rasé de frais. A l'âge de 25 ans, il eut la fièvre typhoïde, et c'est trois ans plus tard que se passèrent les événements qui l'ont conduit à l'Asile.

Depuis quelque temps, Marie Chupin, qui avait partagé pendant plus d'un mois sa couche avec une cousine de Nantes, laquelle était fort jolie personne, avait enfin des doutes sur son sexe, et il avait même un jour levé les jupes d'une autre de ses cousines, âgée de 14 ans, pour établir une comparaison entre les organes génitaux de cette jeune fille et les siens. La pensée de n'être pas fait comme les autres femmes le tourmentait, et il songeait parfois à consulter un médecin.

D'autre part, il se disputait souvent avec son frère aîné, et plus d'une fois ils en vinrent aux coups.

A la fin, lassé d'une telle existence, il songe à s'éloigner de son bourg natal, mais on lui refuse un passeport, et c'est alors que, perdant la tête et le fanatisme religieux aidant, il conçut un projet insensé.

Un matin, dans le seul but, nous a-t-il dit, de se faire arrêter et examiner, il saisit l'enfant d'une voisine avec laquelle il était en bons termes, et le laisse tomber dans un puits d'une profondeur de 32 pieds. Cela fait, et sans s'assurer du sort de l'enfant, qui, heureusement, n'eut aucun mal, il va se constituer prisonnier entre les mains des gendarmes et leur avoue son crime. « Il s'est adressé », dit-il, à un enfant, parce qu'il était en état de grâces et qu'il était sûr d'aller au ciel. Au reste, il espérait « que la Sainte Vierge ferait un miracle et que son action servirait seulement à faire reconnaître son identité. »

Telle est l'histoire de Marie Chupin, amené à l'Asile en octobre 1868, sous des vêtements de femme, il les échangea contre des habits masculins et manifesta bientôt un vif repentir de l'acte qu'il avait commis : mais ses idées restaient bizarres, on se voyait en présence d'une intelligence mal équilibrée, et aujourd'hui encore, on doit hésiter avant de tenter un essai de sortie.

Marie Chupin attache souvent à des riens une importance exagérée ; très susceptible, il croit qu'on s'occupe de lui constamment et interprète souvent les faits d'une façon erronée. Il faut noter, toutefois, que pendant ses loisirs, Marie Chupin, poussé par le désir de transmettre ses pensées à certaines personnes, a appris lui-même à écrire et possède aujourd'hui une instruction bien supérieure à celle qu'il avait en entrant à l'Établissement.

Marie Chupin, nous avons oublié de le dire, compte plusieurs aliénés et un épileptique dans sa famille.

Obs. XIII. — *D'Alexina B... qui, affecté d'un hypospadias scrotal, porta des habits de femme jusqu'à l'âge de* 25 *ans, et se suicida huit ans après avoir été rendu à son véritable sexe.*

« Dans le courant du mois de février 1868, dit le Dr Goujon (1), un jeune homme employé dans une administration de chemin de fer, se donnait volontairement la mort par asphyxie carbonique dans une chambre plus que modeste, située au cinquième étage d'une maison de la rue de l'École-de-Médecine. M. Régnier, médecin de l'État civil, et le commissaire du quartier, prévenus de ce fait, se rendirent au domicile de ce malheureux et trouvèrent sur la table une lettre laissée par lui, dans laquelle il disait s'être donné la mort pour échapper à des souffrances qui l'obsédaient constamment. Ces messieurs, d'après les renseignements recueillis, ne soupçonnant rien qui pût expliquer les souffrances auxquelles ce jeune homme faisait allusion, eurent l'idée d'examiner les organes génitaux.

M. Régnier, à cet examen, vit de suite une anomalie très grande. Il s'agissait en effet d'un hypospadias scrotal, ressemblant tout à fait à celui que nous avons décrit chez Marie Chupin. Nous renverrons donc le lecteur, pour les détails anatomiques, au rapport très complet de M. le Dr Goujon qui fit l'autopsie. Ce qu'il im-

(1) Journal de l'anatomie et de la physiologie de M. le professeur Ch. Robin, p. 599.

porte plutôt de rapporter ici, ce sont les antécédents de cet individu, c'est la façon dont il avait passé les trente années de sa vie. Or la tâche est facile, car ce sujet à pris soin de laisser de longs mémoires, par lesquels il nous initie à tous les détails de sa vie, et à toutes les impressions qui se sont produites chez lui aux différentes périodes de son développement physique et intellectuel.

En voici le résumé succinct :

Élevé pendant vingt ans au milieu de jeunes filles, Alexina B..., au sortir de pension, fut d'abord pendant deux années au plus, femme de chambre ; à 16 ans 1/2, il entrait en qualité d'élève-maitresse à l'Ecole normale de ... A 19 ans, il obtint son brevet d'institutrice avec le n° 1, et quelques mois après, il était nommé institutrice-adjointe dans un pensionnat assez renommé de l'arrondissement de ...

Dans ces différentes situations, il eut toujours pour l'une des jeunes filles dont il partageait l'existence, un attachement passionné et, sans qu'il s'en rendit compte tout d'abord, les sentiments qu'il éprouvait étaient bien bien plutôt ceux d'un amant que ceux d'une amie.

On le voit d'abord en pension, « entourer d'un culte idéal, et pasionné tout à la fois, une de ses camarades nommée Léa».

A 15 ans, il devient la camériste de Mlle Clotilde de K... et dit-il, « assistant le matin à son lever, l'aidant à s'habiller, je me prenais parfois à l'admirer naïvement. La blancheur de sa peau n'avait pas d'égale. Il était impossible de rêver des formes plus gracieuses sans en être ébloui ».

Devenu la lectrice de M. de R..., il écrit plus loin : « J'avoue que je fus singulièrement *bouleversée* à la lecture des métamorphoses d'Ovide ».

A 17 ans, Alexina B..., entre à l'Ecole normale de ..., et il raconte ainsi ses impressions des premiers jours : Je ne sais quel trouble inexprimable vint me saisir lorsque je franchis le seuil de cette maison. C'était de la douleur, de la honte. Ce que j'éprouvai, nulle parole humaine ne pourrait l'exprimer.

... Lorsque j'arrivai à la classe des élèves-maîtresses, la vue de tous ces frais et charmants visages qui me souriaient déjà me serra le cœur. Sur tous ces jeunes fronts, je lisais la joie, le contentement, et je restais triste, épouvanté; quelque chose d'instinctif se révélait en moi, semblant m'interdire l'entrée de ce sanctuaire de virginité.

Un immense dortoir composé de cinquante lits à peu près réunissait les pensionnaires.

Habitué depuis longtemps à avoir une chambre pour moi, je souffris énormément de cette espèce de communauté. L'heure du lever était surtout un supplice pour moi, j'aurais voulu pouvoir me dérober à la vue de mes aimables compagnes, non pas que je cherchasse à les fuir je les aimais trop pour cela, mais instinctivement j'étais honteux de l'énorme distance qui me séparait d'elles physiquement parlant.

A cet âge où se développent toutes les grâces de la femme, je n'avais ni cette allure pleine d'abandon, ni cette rondeur de membres, qui révèlent la jeunesse dans toute sa fleur. Mes traits avaient une certaine dureté qu'on ne pouvait s'empêcher de remarquer. Un léger duvet, qui s'accroissait tous les jours, couvrait ma lèvre supérieure et une partie de mes joues. On le comprend, cette particularité m'attirait souvent des plaisanteries que je voulus éviter en faisant un fréquent usage de ciseaux en guise de rasoir. Je ne réussis, comme cela devait-être, qu'à l'épaissir davantage et à le rendre plus visible encore.

J'en avais le corps littéralement couvert, aussi évitais-je soigneusement de me découvrir les bras, même dans les plus fortes chaleurs, comme le faisaient mes compagnes. Quant à ma taille elle restait d'une maigreur vraiment ridicule »

Néanmoins, ajoute Alexina B.... « j'étais né pour *aimer*. Toutes les facultés de mon âme m'y poussaient: sous une apprence de froideur et presque d'indifférence j'avais un cœur de feu. Aussi je me liai bientôt d'une amitié étroite avec une charmante jeune fille nommée Thécla, plus âgée que moi d'une année.

« Cette liaison ne tarda pas à m'attirer des reproches. De temps à autre, notre maîtresse me surprit au moment où je me penchais vers mon amie pour l'embrasser, tantôt sur le front, et le *croirait-on de ma part*, tantôt sur les lèvres, cela se répétait vingt fois en une heure ».

Alexina B... parle ensuite de ses nuits troublées par d'*étranges hallucinations*, faisant allusion sans doute aux pertes séminales qui parfois mouillaient sa couche.

A 19 ans, il entre comme institutrice-adjointe au pensionnat de Mme D..., laquelle avait deux filles. Alexina

B... conçut bientôt pour la plus jeune nommée Sara, une véritable passion. « Je ne l'aimais pas, dit-il, je l'adorais.

Au bout de quelque temps, la descente des testicules dans le scrotum ayant commencé à se faire avec de vives douleurs, Alexina, qui ne pouvait s'expliquer ses souffrances et en était très inquièt, engagea Sara a venir partager son lit. « Et c'est ainsi, dit-il, que je devins son *amant* ». Il pousse même à cet occasion, comme un cri de triomphe. « Sara m'appartenait désormais !!! Elle était à moi !!! »

« Ce qui, dans l'ordre naturel des choses, devait nous séparer dans le monde nous avait unis !!! »

Deux années s'écoulèrent de la sorte. Enfin Alexina auquel un médecin, consulté pour ses douleurs, avait donné l'éveil, va trouver l'évêque qui la fit examiner par le Dr H... et quelques semaines après, « le tribunal civil ordonna que rectification fut faite sur les registres de l'état civil, en ce sens que je devais y être porté comme appartenant au sexe masculin ».

Cette décision nécessitait un prompt éloignement; au bout de quelques jours Alexina ayant changé de vêtements, arrivait à Paris.

« Ici, dit Tardieu, qui rapporte cette observation (1), s'arrête la partie vraiment intéressante des souvenirs du jeune B... Il en reprend bien quelques années plus tard la suite interrompue; mais à partir de ce moment, sa triste vie se consume en réflexions amères sur son sort. Il reste cinq années dans les bureaux de la compagnie,

(1) Mélanges. Hygiène et médecine légale, t. VIII, p. 63.

et se répand en récriminations sur tout et sur tous ! Sa correspondance avec Sara dure encore quelque temps, mais peu à peu, à l'expression d'une tendre affection succède une froide réserve, et une dernière lettre lui signifie une rupture complète. « Il lui semble que quelque chose se déchire au-dedans de lui-même ». Son isolement lui apparaît dans toute son horreur, et sa haine du monde et de la vie s'en accroît. Son journal n'est qu'une suite de plaintes et de déclamations contradictoires.

« Va maudit ! poursuis ta tâche ! Le monde que tu invoques n'était pas fait pour toi. Tu n'étais pas fait pour lui. Dans ce vaste univers où toutes les douleurs ont place, tu y chercheras en vain un coin pour y abriter la tienne. Elle y fait tache. Elle renverse toutes les lois de la nature et de l'humanité. Le foyer de la famille t'est fermé. Ta vie même est un scandale dont rougirait la jeune vierge, le timide adolescent. . . . .

30 mai 186... (Il a quitté la place du chemin de fer). « Seigneur ! Seigneur ! le calice de mes douleurs n'est-il pas encore vide ! Votre main adorable ne doit-elle donc s'étendre sur moi que pour frapper, pour briser ce cœur si profondémént ulcéré, qu'il ne s'y trouve plus de place ni pour la joie, ni pour la haine ».

Après avoir essayé de plusieurs emplois, Alexina que son esprit irrésolu et toujours tourmenté empêchait de prendre une sage détermination, se trouva dans la misère, et le suicide lui apparut comme le seul remède à ses maux.

« Ce fait, dit Tardieu, fournit l'exemple le plus cruel et le plus douloureux des conséquences fatales, que peut entraîner une erreur commise dès la naissance dans la constitution de l'état civil.

FRÉQUENCE.

Si les anomalies congénitales dont nous venons de constater la fâcheuse influence sur l'intelligence et le moral de l'homme étaient rares, elles ne présenteraient guère qu'un intérêt de curiosité; malheureusement, il n'en est pas ainsi.

Si l'on s'en rapporte aux statistiques, elles sont en effet assez fréquentes, notamment la *monorchidie* et l'*hypospadias*.

Anorchidie. — D'après un relevé de Grüber portant sur tous les faits publiés depuis plus de 300 ans, le total des cas connus et vérifiés à l'autopsie d'anorchidie unilatérale s'élevait en 1868 à 23.

L'anorchidie bilatérale, plus rare encore, ne compte, suivant le même auteur, que 7 cas offrant le même degré de certitude.

Cryptorchidie. — Mais d'après Marshall (1), l'ectopie testiculaire se présente dans des proportions beaucoup plus considérables.

Sur 10800 conscrits examinés par lui, 11 présentaient une ectopie unilatérale, un seul avait le scrotum vide des deux côtés.

(1) Marchal, H. Larrey, Barth. Plusieurs cas de vice de conformation des parties génitales. Bulletin de l'Académie de médecine. Paris, 1843, t. IX.

Sur 1000 individus, on en trouve donc au moins un atteint de mono-cryptorchidie.

Ce chiffre de 11 sur 10800, disent Trélat et Peyrot (1) est, qu'on ne s'y trompe pas, fort considérable. Sur une ville de 2,000,000 d'habitants, comme Paris, 1000 individus dans cette proportion seraient mono-cryptorchides.

Nous ajouterons que, d'après le même calcul, il y en aurait de quinze à vingt mille pour la France entière.

Or, si exagéré que ce chiffre paraisse, il est encore au-dessous de l'évaluation faite par M. Rennes, chirurgien militaire, lequel affirme (2) avoir rencontré la monorchidie chez les jeunes gens qui se présentaient à la revision dans le rapport de 1 pour 500.

Hyspospadias. — D'après le même auteur, l'hypospadias est encore plus fréquent que la monorchidie. « Nous l'avons rencontré, dit-il, une dizaine de fois sur 3000 conscrits, soumis à la visite, soit en 1829, soit en 1830, donc un 1 pour 300. »

M. Bouisson, d'autre part, qui a observé dans un service de vénériens militaires, a pu établir que, sur un personnel de 300 malades, on l'observe nne fois.

Nous pourrions citer d'autres témoignages encore, celui du Dr Baron, par exemple, qui dit avoir observé 300 hypospadias, celui du Dr Michel, qui en avait rencontré également un grand nombre.

Il résulte de ces différentes données que les anomalies congénitales des organes génitaux sont fréquentes,

(1) Dict. encyclop. Art. Cryptorchidie.

(2) Archives de médecine, 1851, t. XXVII, p. 17.

et si les médecins ne sont pas appelés plus souvent à les constater, c'est que les individus qui les portent, honteux et humiliés de leur état, les cachent avec soin.

Quantité de personnes sont donc exposées à tomber dans la mélancolie qui accompagne ordinairement ces malformations, et peut les conduire jusqu'à la folie. Lorsque le médecin se trouvera en présence d'un de ces cas bizarres où il est presque impossible de porter un diagnostic, il fera bien de s'assurer de l'état des organes génitaux, il trouvera ainsi parfois l'explication des phénomènes observés.

Nous avons entendu M. Legrand du Saulle insister sur cette précaution, à l'une de ses cliniques, et affirmer que, dans plusieurs cas, l'examen des parties sexuelles avait seul pu l'éclairer sur certains troubles psychiques qu'il trouvait jusque-là incompréhensibles. Il cite d'ailleurs le fait suivant :

« J'ai plusieurs fois interrogé (1) en 1868 et en 1869, et j'ai refusé de placer comme aliéné un jeune cuisinier originaire du grand-duché de Bade, âgé de 20 ans ; imberbe, exalté, étrange et impulsif, non alcoolisé et non épileptique, qui avait commis chaque fois des actes semi-délirants, et pour la justification desquels il entrait dans des explications très-lucides. Seulement, toute sa logique opiniâtre était frappée au coin de l'obscurité pathologique. Un jour, plus perplexe que d'ordinaire, je songeai à le faire déshabiller : il était hypospade. »

Nous ajouterons qu'en raison également de la fréquence des anomalies des organes génitaux, on ne saurait trop

(1) Des signes physiques des folies raisonnantes, p. 13.

insister sur le soin avec lequel doit être faite la constatation des naissances.

On arrivera ainsi à prévenir les erreurs de sexe dont les conséquences sont si fâcheuses, et, dans le cas de cryptorchidie, on pourra quelquefois aider la descente des testicules par les moyens appropriés. N'est-il pas arrivé au contraire à de malheureux parents de faire porter un bandage à leur fils, pour soutenir une prétendue hernie, alors que c'était un testicule en voie de migration ?

Nous citerons à ce propos le fait suivant :

« Il y a quelques années (1), on conduisait à M. Tillaux une enfant de 12 ans avec prière de vouloir bien surveiller l'application d'un bandage herniaire qui lui avait été conseillé. Tandis que le savant chirurgien de Beaujon examinait la hernie, qui existait réellement et qui était survenue depuis quelques jours, il remarqua que la grande lèvre du même côté était un peu volumineuse, il l'explora et y constata la présence d'une tumeur ovoïde qu'il prit tout d'abord pour un petit kyste. Instinctivement, il palpa la seconde et y découvrit le même corps ovoïde qu'il venait de rencontrer à la première. Ce fut un trait de lumière ; il demanda aussitôt à examiner plus sérieusement cette enfant, et, en écartant les lèvres du scrotum, il lui fut permis de distinguer un pénis rudimentaire imperforé, en arrière duquel on voyait un urèthre parfaitement ouvert.

« La jeune fille était un garçon, qui, d'ailleurs, au dire de la mère, avait refusé de prendre part jusque-là à toute

(1) Dictionnaire de médecine et de chirurgie. Art. Pénis.

espèce de jeux enfantins de l'âge et du sexe auquel elle croyait appartenir. »

ETIOLOGIE.

Après avoir constaté la fréquence des anomalies congénitales des organes génitaux, il convient d'en rechercher l'étiologie.

Or, dissent Trélat et Peyrot (1), « nous sommes encore peu fixés aujourd'hui sur les causes prochaines de l'ectopie testiculaire. Les explications ne manquent point, mais elles sont presque toutes purement théoriques ».

Quoi qu'il en soit, dans la plupart des positions vicieuses de la glande séminale, la glande s'est arrêtée sur un point du trajet qu'elle doit normalement parcourir.

On peut donc qualifier cette anomalie d'*arrêt de développement* et cet arrêt peut n'être que temporaire.

Au bout d'un temps plus ou moins long, la migration dans bien des cas s'achève d'une façon tantôt lente, tantôt rapide et inattendue. La science possède un grand nombre de faits qui le démontrent d'une façon péremptoire.

De même que l'ectopie testiculaire, l'hypospadias témoigne clairement d'un arrêt de développement.

« Un embryon de deux mois, dit M. le professeur Guyon (2), est en réalité hypospade, et hypospade de la dernière espèce, car les scrotums, dont le développement

(1) Dictionnaire encyclopédique des sciences médicales. Art. Cryptorchidie.

(2) Thèse d'agrégation.

est un peu en retard sur celui de la verge, sont encore séparés. Aussi ne peut-on être surpris que l'absence d'urèthre dans toute sa partie pénienne se complique toujours de division scrotale. Le trouble. dans la formation qui a déterminé l'arrêt complet dans l'évolution de la partie externe de l'urèthre, a frappé l'embryon à une époque où les scrotums sont normalement séparés encore, et bien que leur développement s'opère aux dépens de bourgeons distincts, l'arrêt de développement de la partie voisine a d'autant plus sûrement réagi sur l'entière évolution de l'autre, que la formation définitive de celle-ci est normalement en retard sur celle-là. »

La cryptorchidie et l'hypospadias tiennent donc à un arrêt de développement, mais à quoi est dû l'arrêt de développement lui-même? Ici tous les auteurs sont d'accord pour faire intervenir l'hérédité.

Ainsi Ruland (1) a vu deux frères utérins affectés tous deux de cryptorchidie bilatérale, mais chez lesquels l'infirmité disparut vers la puberté.

Lochner a connu un monocryptorchide qui eut un fils dicryptorchide.

Godard cite le cas d'un monocryptorchide dont le fils fut également monocryptorchide.

M. le professeur Gosselin a vu l'anomalie frapper sur trois générations : frère, fils, petit-fils.

Vidal de Cassis a rencontré chez deux frères l'ectopie périnéale.

Houzelot a rapporté à la Société de chirurgie, en 1860,

(1) Dictionnaire encyclopédique des sciences médicales. Art. Cryptorchidie.

l'exemple d'un jeune dicryptorchide dont le père avait été dicryptorchide lui-même jusqu'à l'âge de 14 ans.

Nous avons connu nous-même deux frères monocryptorchide, fils d'un père également monocryptorchide.

De nombreux faits viennent également établir l'influence de l'hérédité sur l'hypospadias.

M. Saunié (1) cite le cas d'un enfant de 6 semaines qui présentait un hypospadias scrotal. Or, la mère de cet enfant avait donné le jour un an auparavant à un autre enfant conformé à peu près de la même manière.

Franck (2) rapporte également une observation à l'égard d'un hypospadias qui s'était transmis de père en fils jusqu'à la 3e génération.

M. Brière, dit M. le professeur Guyon (3), nous a remis l'observation d'un homme atteint d'hypospadias balanique. Son fils, âgé de 3 à 4 ans, était atteint de la même infirmité.

M. le professeur Rigaud (de Strasbourg) citait dans ses cours l'observation d'un homme père de 6 enfants ; sur 4 garçons, 3 étaient hypospades comme le père. Le père et l'oncle de cet individu étaient hypospades ; un autre oncle était dans le même cas.

On cite dans le *Moniteur des hôpitaux* (1856, p. 814), une observation de Traxel (de Kremsier) relative à un hypospade au 3e degré, qui aurait procréé un enfant portant le même vice de conformation que lui.

(1) Bulletin de la Faculté et de la Société de médecine pour l'année 1852.

(2) De curand. hom. morb., lib. VI, p. 313,

(3) Thèse d'agrégation.

Dans la plupart des faits que nous venons de rapporter, la cryptorchidie ou l'hypospadias observés chez le fils se rencontrent également chez le père. Il eût été intéressant de remonter plus haut et de rechercher dans quel état physique et moral se trouvaient les parents directs ou les ancêtres, lorsque la cryptorchidie ou l'hypospadias apparaissaient pour la première fois dans une famille.

Plusieurs faits que nous allons signaler permettent de supposer qu'en pareil cas l'état intellectuel des ascendants laisse à désirer, ce qui ne fait que confirmer l'existence d'un vice héréditaire.

Au mois d'avril dernier mourait à Charenton un sujet anglais porteur d'un hypospadias avec monocryptorchidie, et dont le père, l'oncle et d'autres parents avaient été atteints d'aliénation mentale.

D'autre part, Marie Chupin, dont nous donnons plus haut l'observation, compte du côté de sa mère 3 aliénés (un grand-oncle, une grand' tante, un cousin) et un épileptique (cousin).

Le jeune homme qui fait l'objet de notre première observation (v. page 15) avait une mère lypémaniaque.

Enfin nous avons vu que le père de B... (obs. III p. 18) était dément, et que le jeune homme observé par M. Legrand du Saulle (obs. II, p. 16) était fils d'une mère hystérique.

La cryptorchidie et l'hypospadias ne doivent donc pas être considérés comme des anomalies fortuites ou accidentelles. L'individu qui les présente a probablement eu parmi ses ancêtres soit des alcooliques, soit des aliénés, soit des épileptiques ou des hystériques.

Dès lors tout s'explique : les aliénés, chacun le sait, cessent heureusement de se reproduire au bout de quelques générations. Il n'est donc pas étonnant qu'ils donnent naissance, avant que leur race s'éteigne, à des enfants privés partiellement des organes de la reproduction (1).

Il en résulte que le cryptorchide et l'hypospade son des dégénérés, et qu'ils doivent être considérés comme tels par le médecin aliéniste et aussi par le médecin légiste.

En les envisageant de la sorte, on se rendra mieux compte des troubles psychiques qui apparaîtront chez ces individus, que le dépit de se voir non conformés comme les autres hommes donne lieu à des idées tristes ou dégénère en délire des persécutions · mais aussi, dans certains cas on sera porté à l'indulgence lorsqu'ils seront sous le coup de poursuites judiciaires.

(1) On a vu plus d'une fois, du reste, l'anorchidie ou la cryptorchidie coïncider avec l'idiotie. Nous avons nous-même fait l'autopsie, à Sainte-Gemmes-sur-Loire, d'un individu, âgé de 18 ans, polysarcique et dont les deux testicules, gros comme une fève, étaient restés dans l'abdomen. Or, il n'avait jamais poussé que des cris inarticulés et vivait d'une façon purement animale.

CONCLUSIONS.

En résumé, nous croyons pouvoir tirer de notre thèse les conclusions suivantes :

1° Les anomalies congéniales des organes génitaux de l'homme, et notamment la cryptorchidie et l'hypospadias, sont assez fréquentes.

2° Elles sont susceptibles de faire tomber les individus qui les présentent dans la mélancolie et même dans le délire des persécutions, ces individus étant déjà, du reste, prédisposés.

3° Les anomalies dont nous parlons sont, en effet, dues à un arrêt de développement et proviennent d'un vice héréditaire, que les ascendants aient été cryptorchides ou hypospades ou qu'ils aient été atteints d'affections mentales.

4° Il en résulte que le médecin légiste et le médecin aliéniste doivent ne pas négliger l'examen des organes génitaux, et traiter les individus dont il s'agit comme des dégénérés.

Paris. — A. PARENT, imp. de la Fac. de médec., A. DAVY, successeur, 52, rue Madame et rue M.-le-Prince, 14.

www.ingramcontent.com/pod-product-compliance
Ingram Content Group UK Ltd.
Pitfield, Milton Keynes, MK11 3LW, UK
UKHW021014180726
13838UKWH00004B/1543

9 782329 335827